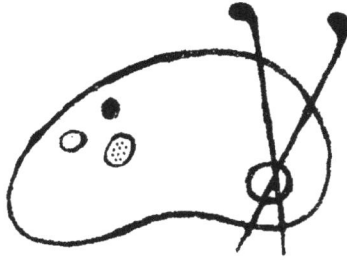

Début d'une série de documents
en couleur

EN VENTE AU BÉNÉFICE DE LA STATUE

LA VIE ET LES OEUVRES

DE

THÉOPHRASTE RENAUDOT

FONDATEUR DU JOURNALISME

ET DES CONSULTATIONS CHARITABLES

PAR

GILLES DE LA TOURETTE

SECRÉTAIRE GÉNÉRAL DU COMITÉ

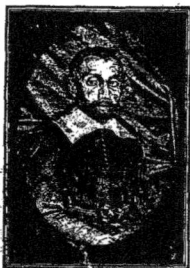

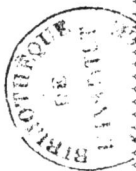

AVEC CINQ FIGURES DANS LE TEXTE

PARIS

ÉDITION DU COMITE

14 — *Rue de Beaune* — 14

1892

LISTE DES MEMBRES

DU

COMITÉ POUR L'ÉRECTION A PARIS D'UNE STATUE

A

THÉOPHRASTE RENAUDOT

FONDATEUR DU JOURNALISME ET DES CONSULTATIONS CHARITABLES

Président : M. JULES CLARETIE, de l'Académie française.

Conseil municipal de Paris : MM. LEVRAUD, ancien Président du Conseil municipal de Paris ; ALPH. HUMBERT ; LAMOUROUX ; LUCIPIA : STRAUSS, Vice-Président du Conseil de surveillance du Mont-de-Piété de Paris.

Presse Parisienne : MM. A. HÉBRARD, Président de l'Association syndicale de la Presse parisienne ; A. MÉZIÈRES, Président de l'Association des journalistes parisiens ; A. RANC, Président du Conseil de l'Association syndicale professionelle des journalistes républicains français.

Presse Départementale : MM. L. BRIÈRE et G. SIMON, Président et Vice-Président de l'Association et Syndicat de la Presse départementale de France ; E. MERSON, Président de l'Association de la Presse départementale de l'Appel au Peuple ; EUG. DUFEUILLE, Président de l'Association de la Presse monarchique et catholique des Départements.

Journaux : MM. H. AVENEL *(Annuaire de la Presse française)*; HERVÉ *(Soleil)*; JANICOT *(Gazette de France)* ; MAGNARD *(Figaro)*; MAGNIER *(Evénement)*; REINACH *(République française)*; VACQUERIE *(Rappel)*.

MM. POIRRIER, Sénateur de la Seine ; LOCKROY, Député de Paris.

MM. les Professeurs : BROUARDEL, CHARCOT, CORNIL, LABOULBÈNE, de la Faculté de Médecine de Paris; MAIRET, doyen de la Faculté de Médecine de Montpellier.

M. E. DUVAL, Directeur du Mont-de-Piété de Paris.

MM. le Dr NAPIAS, Inspecteur général des Services administratifs au Ministère de l'Intérieur.

RISLER, Membre du Conseil de surveillance de l'Assistance publique.

THOMAS, Directeur des *Petites-Affiches.*

Secrétaire Général : M. GILLES DE LA TOURETTE.

Secrétaire : M. MARCEL BAUDOUIN.

Trésorier : M. DELABRE, 14, rue de Beaune.

L'exécution du Monument a été confiée au statuaire Alfred BOUCHER, médaille d'honneur du dernier Salon.

Pour tous renseignements, s'adresser à M. GILLES DE LA TOURETTE, 14, rue de Beaune, ou à M. MARCEL BAUDOUIN, 14, boulevard Saint-Germain.

TYPOGRAPHIE EDMOND MONNOYER

LA VIE ET LES ŒUVRES

DE

THÉOPHRASTE RENAUDOT

FONDATEUR DU JOURNALISME

ET DES CONSULTATIONS CHARITABLES

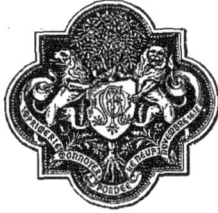

LA VIE ET LES ŒUVRES

DE

THÉOPHRASTE RENAUDOT

FONDATEUR DU JOURNALISME

ET DES CONSULTATIONS CHARITABLES

PAR

GILLES DE LA TOURETTE

SECRÉTAIRE GÉNÉRAL DU COMITÉ

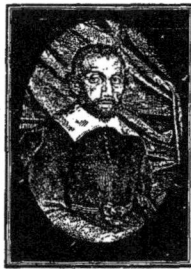

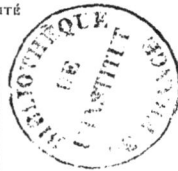

AVEC CINQ FIGURES DANS LE TEXTE

PARIS

ÉDITION DU COMITÉ

14, — Rue de Beaune — 14

—

1892

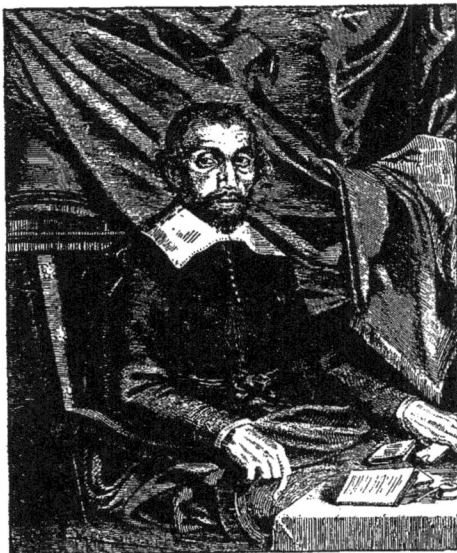

THÉOPHRASTE RENAUDOT

FONDATEUR DU JOURNALISME ET DES CONSULTATIONS CHARITABLES

(1586 - 1653)

AUTOGRAPHE DE THÉOPHRASTE RENAUDOT

Extrait photographié des actes manuscrits de la Faculté de Montpellier.

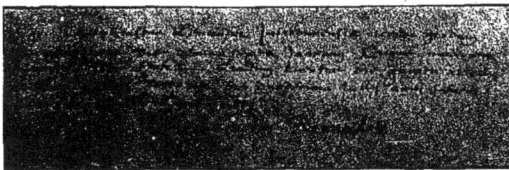

(Art. Rousselet, *Magasin pitt*, 1892).

LA MISÈRE AU XVIIᴱ SIÈCLE

DÉBUTS DE RENAUDOT[1]

Les guerres de religion avaient ruiné la France ; toutes les villes du royaume en avaient ressenti les atteintes et partout, au commencement du xviiᵉ siècle, la misère était grande. L'administration sage de Sully, combinée avec les idées humanitaire de Henri IV, avait bien fait de louables efforts pour soulager ces malheurs, mais la « poule au pot » pour tout le monde restait à l'état d'utopie. Lorsque la guerre civile prit fin après l'abjuration de Henri IV et la proclamation de l'Édit de Nantes, aux nombreux misérables s'ajoutèrent les soldats qu'on licencia et qui, habitués à vivre de pillage, préférèrent la mendicité à main armée au travail. Il se forma de vraies compagnies de *gros gueux*, de *caïmans*, de *malingreux* qui encombrèrent les routes et surtout vinrent infester Paris, espérant y trouver plus riche proie et, grâce à ses ruelles étroites où ils se logèrent, plus sûre impunité.

---

(1) Cette notice est extraite de l'ouvrage que nous avons publié en 1884 : *Théophraste Renaudot, d'après des documents inédits*, in-8º, Plon et Cie, Paris. Les clichés qui l'accompagnent nous ont été obligeamment communiqués par notre confrère, M. Henri Avenel, directeur de l'*Annuaire de la Presse française*.

D'autre part l'Hôtel-Dieu, absolument insuffisant, é[.]ait encombré de malades : on en mettait jusqu'à douze dans le même lit et encore les malheureux venaient-ils pendant l'hiver implorer la permission de passer la nuit dans des salles où la *contagion* régnait en maîtresse. Les ressources dont les «gouverneurs» disposaient étaient si restreintes qu'on ne donnait pas de viande aux sœurs et aux filles blanches qui faisaient le service. Aussitôt que les malades étaient considérés comme guéris, on les mettait dehors et on devait garder la porte le soir, afin qu'il ne rentrassent pas dans le seul logis que beaucoup d'entre eux eussent jamais possédé : « Ce dict jour (31 aoust 1601) a esté dict que les portiers de la porte du parvis yront alternativement garder la porte du costé de l'eau pour empescher que les pauvres qui sortiront du dict Hotel-Dieu ne rentrent. »

Quant aux enfants à la mamelle dont les mères étaient malades, ils mouraient de faim, faute d'argent pour prendre des nourrices.

Afin de remédier à un semblable état de choses on résolut d'enfermer dans des dépôts, sortes de maisons de travail créées à cet effet, les vagabonds des deux sexes dépourvus de moyens d'existence et pris en flagrant délit de mendicité. Au mois de septembre 1611, il fut publié à son de trompe « par tous carrefours que tous vacabons, fainéans, caymans et caymandes valides ou invalides, estrangers et forains qui ne seroyent natifs de la ville prevosté et vicomté de Paris, eussent à sortir de la dicte prevosté et vicomté dans huitaine, autrement et à faulte de ce faire, le dict temps passé, il seroit procédé contre eux selon la rigueur des arrests de la Cour; et à tous caymans et caymandes valides ou invalides de la dicte prévosté et vicomté de Paris, de prendre party de servir, ou autrement et à faulte de ce faire et le dict temps passé eux disposer pour entrer aux hospitaux et maisons destinez pour les pauvres enfermez... »

Dans ces dépôts on employa les hommes valides à moudre

du blé dans des moulins à bras, à faire de la bière, à battre du ciment ; les femmes, les filles et les enfants s'occupèrent à tricoter des bas, à faire des boutons et d'autres menus objets dont il n'existait à Paris aucun métier juré. Mais les hommes se revoltèrent, s'en furent par troupes, avec la complicité de leurs gardiens et, en fin de compte, on dut, faute d'argent pour les entretenir, les rendre à la liberté dont ils profitèrent pour recommencer leurs brigandages.

Cette intensité de la misère publique frappa vivement l'esprit d'un jeune étudiant venu dans la capitale pour apprendre la chirurgie au Collège de St. Côme alors très florissant, *Théophraste Renaudot*, né à Loudun en 1586. Issu d'une famille riche et considérée, orphelin de bonne heure, Théophraste avait résolu d'embrasser la carrière médicale, comme lui permettant le mieux de réaliser pratiquement les idées humanitaires qui fermentaient déjà dans son cerveau. Appartenant à la religion protestante, il n'avait pu songer à venir étudier à la Faculté de Paris qui repoussait de son sein le fils d'un de ses anciens doyens, Jean de Gorris, qui n'avait pas voulu jurer sur le Christ d'assister aux messes de l'Ecole. D'autre part, les relations qui s'étaient établies entre Loudun et Montpellier, toutes deux villes de sûreté, devaient le pousser encore à aller demander à cette dernière l'instruction médicale.

A cette époque les Facultés de médecine de Paris et de Montpellier étaient rivales et l'esprit scientifique qui dominait dans chacune d'elles était radicalement différent.

La Faculté de médecine de Paris, s'appuyant sur un passé glorieux, restait stationnaire et s'agitait dans de stériles discussions que Molière allait bientôt stigmatiser dans son *Malade imaginaire*. Fanatique des idées humorales, rompue pour les soutenir à toutes les finesses de la scolastique, elle abandonnait entièrement la véritable méthode scientifique représentée à son plus simple degré en médecine par la clinique. Les anciens avaient tout vu ; mais s'il est vrai qu'Hippo-

crate restait le maître incontesté, Galien, son commentateur
bien plutôt que son disciple, était le maître incontestable.
Imbue du *Magister dixit,* elle était forcément amenée à nier
le progrès, et pourtant la science marchait à grand pas : Har-
vey, en 1622, se rendait à jamais illustre en donnant la véritable formule de la circulation ; Aselli montrait les
lymphatiques dont Pecquet, en 1649, découvrait le réservoir.
Que dire, que faire contre ces découvertes qui étaient autant
de traits de génie ! Les accepter, c'était déclarer que Galien
avait pu se tromper ; était-ce admissible ? Evidemment, non !
donc il fallait les combattre.

Il n'en était pas ainsi de la Faculté de Montpellier. Siégeant
dans une ville qui, par sa belle situation, attirait tous les étudiants des rives méditerranéennes, depuis longtemps elle
avait, par sa proximité, ressenti l'influence de l'École de
Salerne, de même qu'elle avait reçu des Arabes, avant la
Renaissance, les premiers manuscrits des auteurs grecs. Ses
aspirations étaient libérales et, par l'étude de la chimie, elle
cherchait à rejeter le dogmatisme pour revenir à l'expérimen-
tation. Ces tendances s'étaient accentuées au moment de la
Réforme, et Montpellier s'était vite peuplé de protestants.
Alors que la Faculté de Paris rejetait de son sein, avons-nous
dit, Jean de Gorris, Montpellier accueillait avec empressement
les étudiants de la religion réformée.

Renaudot s'était donc rendu à Montpellier. Reçu docteur
en 1606, par dispense spéciale que lui avait acquis son savoir
précoce et la vivacité de son esprit — il n'avait que dix-neuf
ans — et « sachant que l'aage est nécessaire pour authorizer un
médecin », il résolut de voyager et passa directement en Italie,
où certainement il étudia l'organisation des Monts-de-Piété
qui y fonctionnaient sous la surveillance des papes. Probablement il visita les Universités de la Hollande ; peut-être alla-t-il
en Angleterre ? De retour en France, il se rendit à Paris où
nous le trouvons étudiant la chirurgie au collège de St-Côme
qui, à l'inverse de la Faculté, accueillait les protestants. Im mé

diatement, son esprit fut vivement frappé par la misère qui régnait en souveraine, et il put sur place songer aux moyens d'y remédier. Mais seul, inconnu, sans protecteurs, Renaudot ne pouvait faire accepter ses idées révolutionnaires pour l'époque; aussi, attendant un moment plus favorable, retourna-t-il à Loudun où il conquit rapidement une célébrité qui, cette fois, faisait honneur au vrai mérite.

L'idée que Renaudot avait eue de retourner près de ses compatriotes était excellente à tous points de vue. Sa renommée rapidement croissante attira bientôt sur lui les regards d'un homme qui devait jouer le plus grand rôle dans la direction politique de la première moitié du dix-septième siècle.

Fr. Leclerc du Tremblay, le capucin plus connu sous le nom du Père Joseph ou de l'*Eminence grise,* est une de ces figures historiques qui offrent encore aujourd'hui plus d'un côté impénétrable. « Cet homme qui avait posé en axiome que, dans les négociations épineuses et de longue haleine, il faut toujours rester maître de son secret et qui, s'abritant derrière la bure, pouvait rester humble sans cesser de commander, devait livrer difficilement à la postérité le secret de son existence. »

En 1606, il entreprend de réformer les couvents dont la licence s'accommodait mal à son austérité et vient prêcher dans les différentes villes du Poitou et de la Touraine. Il visite Le Mans, Angers, Saumur, établit un couvent de capucins dans cette ville, réside à Chinon, se rend à Fontevrault, siège d'une célèbre abbaye à laquelle il impose la règle de son ordre, et en 1609 se trouve à Lencloître, à quatre lieues de Loudun. Cette ville qui était le centre de l'agitation protestante de la région devait l'attirer particulièrement.

Avec sa perspicacité habituelle il comprit vite tout le parti qu'il pourrait tirer d'un homme comme Renaudot, estimé de ses concitoyens, d'une ténacité d'esprit incroyable, et qui, malgré ses attaches protestantes, devait se dévouer à celui qui ayant la puissance viendrait à lui sous le couvert des idées humanitaires qu'il chérissait.

A cette époque (1611) Richelieu qui cherchait à poindre et s'ennuyait mortellement dans son misérable évêché de Luçon, se trouvait également dans son prieuré de Coussay près Loudun. Le Père Joseph l'alla trouver, reconnut en lui un homme supérieur et le présenta à la Reine comme capable de mener à bonne fin les plus grandes affaires. Dès ce moment la triple alliance était faite, Richelieu devenait ouvertement le protecteur de Renaudot, soutenu lui-même par Leclerc du Tremblay.

Henri IV venait de tomber sous le couteau de Ravaillac et les partis féodaux s'apprêtaient de nouveau à relever la tête. Les seigneurs que Sully avait prudemment tenus à distance allaient puiser à pleines mains dans le trésor, « étourdissant la faim de leur avarice et de leur ambition mais ne l'éteignant pas. » La misère publique devenait de plus en plus grande, aussi Renaudot, qui composait alors son *Traité des Pauvres*, fut-il mandé à la Cour à l'instigation du Père Joseph.

Il y reçut bon accueil, fut nommé médecin ordinaire du roi Louis XIII et, après avoir exposé les théories qu'il voulait mettre en pratique pour le soulagement des malheureux, obtint le brevet suivant :

« Aujourdhuy 14ᵉ jour d'octobre 1612, le Roy estant à Paris, désirant qualifier et favorablement traitter Théophraste Renaudot l'un de ses médecins ordinaires, lequel Sa Majesté sur l'advis qu'elle a eu de sa capacité, a fait venir exprès en cette ville pour s'employer au règlement général des pauvres de son royaume, pour les bons et agréables services qu'il luy a rendus et pour les frais de ses voyages luy a fait don de la somme de six cent livres.... Par lequel en outre, Sa Majesté a accordé audit Renaudot et aux siens ou qui auront droit de luy les permission et privilège, exclusivement à tous autres de faire tenir bureaux et registres d'Adresses et de toutes

commodités réciproques de ses sujets en tous lieux de son
royaume et terres de son obéissance qu'il verra bon être.
Ensemble de mettre en pratique et établir toutes les autres
inventions et moyens par luy recouverts pour l'employ des
pauvres valides et traitement des invalides et malades et
généralement tout ce qui sera utile et convenable au règlement
des dits pauvres, etc... »

Renaudot n'avait pas trempé dans tous ces moyens de coer-
cition dont nous avons parlé, par lesquels on forçait les malheureux à travailler quand même pour un salaire non rému-
nérateur, étant donné que dans ces maisons de force le labeur
imposé suffisait à peine à payer la nourriture du travailleur;
il était partisan de la liberté individuelle.

Avant d'obtenir le privilège de ces Bureaux d'adresse et de
rencontre dont il va bientôt nous faire connaître les commodités, il avait communiqué ses projets au lieutenant civil
Le Jay et, en vrai médecin ami de l'hygiène, comme moyen de
soulagement immédiat, avait proposé « l'employ de tous les
pauvres valides de cette ville et fauxbourgs qui devoient entre
autres choses nettoyer les rues et estre entretenue en partie des
deniers qui se levoient pour les boües. Ces moyens furent lus
en la Chambre du Conseil et trouvez raisonnables pour le soulagement de la chose publique, ouy sur ce le procureur du
Roy et de son consentement par sentence rendue au Chastelet
le 28 aoust 1612. »

Le 14 octobre, il obtenait d'établir son Bureau d'adresse
et de rencontre. Mais à peine le brevet lui était-il concédé
qu'il s'aperçut des difficultés de toutes sortes, adminis-
tratives et autres qu'il aurait à surmonter pour pouvoir faire
le bien.

En effet, le Conseil du Roi fit le renvoi du brevet à ses
commissaires, lesquels, après une longue délibération don-
nèrent — cinq ans plus tard — le 30 octobre 1617, leur avis
favorable, conformément auquel avis Sa Majesté ordonna que
Renaudot en jouirait par décision de son Conseil d'État le

3 février 1618. L'année suivante il était investi du titre de *Commissaire général des pauvres du royaume.*

Renaudot put croire un instant que le moment avait sonné de mettre en pratique ses « innocentes inventions », mais il avait compté sans la justice soupçonneuse du Châtelet toujours prête à contrecarrer avec le Parlement l'autorité royale. Le prévôt de Paris s'opposa à l'exécution du brevet et ce fut seulement lors de l'avènement définitif de Richelieu, qu'il put, par arrêt du 9 août 1629, se mettre à l'œuvre pour le soulagement de la misère publique. Il y avait dix-sept ans que son brevet lui avait été accordé !

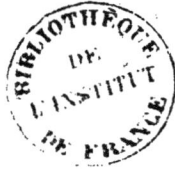

RENAUDOT FONDE LE BUREAU D'ADRESSE

Renaudot voulait le travail libre pour tous ; mais à l'époque où il vivait, alors que chaque corporation toute puissante formait autant de coteries ne laissant aucune prise à l'initiative individuelle, il ne pouvait venir à l'esprit du novateur, qui s'en serait bientôt repenti, de créer des ateliers, des lieux de travail que la jalousie des corps de métier eût bien vite fait fermer.

Lorsqu'on prit la résolution de renfermer les malheureux on ne songea même pas à utiliser les aptitudes particulières de chacun ; on employa, avons-nous dit, les hommes à moudre du blé, à battre du ciment, les femmes à tricoter des bas, tous métiers pour ainsi dire non classés et dont la mise en œuvre ne pouvait porter ombrage aux corporations existantes. Aussi se plaçant plus haut Renaudot qui, dans la circonstance ne pouvait se faire patron et encore moins réformer l'état de choses existant, résolut-il de fournir aux ouvriers de chaque corps de métiers les moyens de trouver rapidement du travail dans leur partie respective et, pour ce faire, il créa d'emblée la *Publicité commerciale* qui n'existait pas avant lui.

Certainement, à cette époque, il y avait dans Paris des maisons ressemblant à des bureaux d'embauchage, où les *compagnons* allaient chercher de l'ouvrage quand il s'en trouvait ; mais ces maisons — presque toujours des cabarets — étaient

fort distantes les unes des autres. Les ouvriers qui arrivaient
à Paris ne les connaissaient pas ; de sorte que « ayant dépensé
ce peu qu'ils avoyent au payement des bienvenües et autres
frais inutiles ausquels les induisent ceux qui promettent de
leur faire trouver employ et aux desbausches qui s'y présen-
tent d'elles-mêmes auxquelles leur oysiveté donne en foule
accès, ils se trouvent accueillis de la nécessité avant qu'avoir
trouvé maistre ; d'où ils sont portés à la mendicité, aux vols,
meurtres et autres crimes énormes et par les maladies que
leur apporte en bref la disette infectent la pureté de nostre air
et surchargent tellement par leur multitude l'Hôtel-Dieu et
les autres hôpitaux que nonobstant tous les soins qu'on y
apporte, ils peuvent véritablement dire que le nombre les rend
misérables. Au lieu qu'ils pourront désormais une heure après
leur arrivée en cette ville venir apprendre au Bureau — que
fondait Renaudot pour les raisons qu'il nous indique — s'il y
a quelque employ ou conditions présentes et y entrer plus
aisément qu'ils ne feroient après avoir vendu leurs hardes : ou
n'y en ayant point se pourvoir ailleurs ».

Ce fut « rue de la Calandre (1), au *Grand-Coq*, sortant au
Marché-Neuf », que Renaudot fonda son Bureau d'adresse ou
de rencontre, « où chacun peut donner et recevoir des avis
de toutes les nécessitez et commoditez de la vie et société
humaine. »

En 1630 il lançait son « Inventaire du Bureau d'Adresse »
véritable manifeste de la charité. A intervalles variables, suivant les besoins, il publiait des « feuilles volantes » dans
lesquelles étaient énumérés les emplois dont il disposait. Mais
avant d'aller plus loin, examinons sur quelles bases était
fondé le Bureau d'adresse et comment il fonctionnait.

Afin de faire connaître à tous sa création, Renaudot fit affi-

---

(1) La rue de la Calandre a disparu ; elle est comprise dans le périmètre de
la caserne de la Cité. Une plaque posée sur une des maisons du quai du Marché-
Neuf indique aujourd'hui où se trouvait le Bureau de Renaudot.

cher partout le placard suivant qui nous fournit de précieux renseignements :

DE PAR LE ROY

« On fait assavoir à toutes personnes qui voudront vendre, achepter, louer, permuter, parler, apprendre, enseigner : aux maistres qui veulent prendre des serviteurs et à ceux qui cherchent condition pour servir en quelque qualité que ce soit : à ceux qui auront les lieux, commoditez et industries propres pour estre employez à quelques-unes des choses men- tionnées en ce présent livre (l'Inventaire) ou qui auront d'autres advis à donner ou recevoir pour toutes sortes d'officines, négoces et commodités quelconques, qu'ils y seront reçus in- différemment sans qu'on y préfère ou favorise aucun aultre que celuy qui fera la condition du public meilleure et qu'ils se pourront adresser au Bureau estably par Sa Majesté pour la commodité publique qui est ouvert depuis huit heures du matin jusques à six de relevée, ausquelles heures chacun sera reçu à y venir ou envoyer donner et rencontrer l'adresse qu'il désirera. »

Dans ce « Bureau » où allaient se traiter tant d'affaires, *tout était gratuit pour les malheureux ;* mais il fallait vivre en attendant « une seule personne qui ajoutant les utilitez qui naistront à milliers de l'establissement de ces Bureaux, inven- tez au bien et soulagement du peuple, veuille éterniser sa mémoire en les dotant de quelque revenu suffisant pour lui faire continuer avec plus d'ornement et de splendeur le soustien de ses grandes charges. »

Aussi pour payer les nombreux commis qu'il prenait, tout en restant civilement responsable des opérations, Renaudot prélevait-il un droit qui ne pouvait excéder « trois sous pour chacun enregistrement ou *extrait* des dits registres et *gra- tuitement pour les pauvres* et sans qu'aucun soit contraint de

se servir desdits bureaux, tables et registres si bon ne lui
semble. »

Moyennant trois sous, chacun pouvait se renseigner ou faire
annoncer ce qu'il désirait. La durée de cette annonce était
variable et dépendait surtout de la conclusion ou de la réussite
de la transaction qu'on désirait effectuer. On y traitait les
affaires les plus diverses.

Avant tout Renaudot était désireux de laisser aux
personnes charitables tout l'honneur qu'elles pouvaient retirer
de leurs aumônes. A ce sujet l'article XIII des règlements est
des plus intéressant à connaître, car il nous montre Renaudot

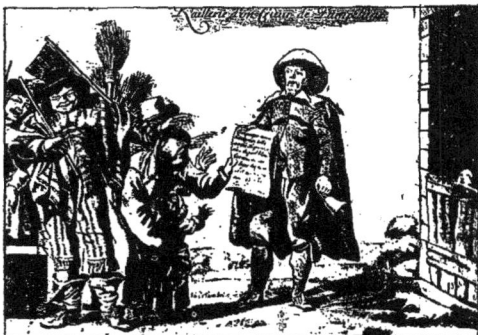

Caricature de Renaudot en crieur de « feuilles volantes » de son Bureau d'adresse.

sous son véritable jour de philanthrope, voulant le bien
sans chercher à en retirer autre chose que la satisfaction du
devoir accompli.

« Ledit Bureau ne s'entend charger d'aucuns deniers ni de
chose quelconque dont l'on voudroit faire l'aumosne ausdits
pauvres, ou l'employer en autres œuvres pies. Ains seulement, donnera l'adresse et indiquera aux personnes pieuses
qui voudront aumosner quelque chose les pauvres honteux
et autres nécessiteux qui se seront venus faire inscrire audit

Bureau; et pareillement adressera lesdits pauvres honteux à ceux qui voudront leur faire du bien, lequel ils recevront de la propre main de leurs bienfaiteurs ou de ceux à qui ils en donneront charge hors dudit Bureau.

Dans son esprit, le Bureau d'adresse ne devait être qu'un intermédiaire gratuit autant que possible entre le patron et l'ouvrier, entre le riche et le pauvre, entre le médecin et le malade. Or, médecin lui-même, il n'avait pas oublié, comme nous le verrons bientôt, la partie médicale de son bon œuvre.

Établi sur de telles bases, destiné au soulagement de la misère publique, le Bureau d'adresse eut immédiatement la vogue qu'il méritait et les ouvriers affluèrent rue de la Calandre où s'installèrent les marchands ambulants qui, en plein air, venaient débiter, victuailles et marchandises de première nécessité à cette clientèle de malheureux.

On eût pu croire que dans de telles conditions Renaudot n'eût dû trouver que des admirateurs; le succès lui fit des envieux et nous signalons, sans y insister, les nombreux procès qu'il dût soutenir contre le prévôt de Paris soutenu lui-même par le Parlement jaloux de la protection dont le Roi entourait le Bureau d'Adresse. Pour faire cesser les embarras qu'on lui suscitait de toutes parts, Renaudot, qui était médecin de Louis XIII, c'est-à-dire officier de la maison du Roi, réussit enfin à faire attribuer aux *Requestes de l'Hostel* jugeant souverainement tous les différends qui lui pourraient survenir. Grâce à la protection de Richelieu, il obtenait en 1639 cette attribution pratiquement beaucoup plus illusoire que réelle.

RENAUDOT FONDE LE MONT-DE-PIÉTÉ
ET NOTRE PREMIER HOTEL DES VENTES

Le Bureau d'adresse et de rencontre s'était interdit de rien recevoir en garde ; il donnait l'adresse du patron qui désirait des ouvriers, de la personne qui voulait « aumosner » les nécessiteux, mais il n'effectuait pas les transactions, bien qu'il en fût le promoteur. Un tel système était au moins incomplet. Lorsque Renaudot vit le succès qui accueillait sa création, il songea, dédaignant les calomnies de ceux qui le traitaient de « fripier » et « d'usurier », lui qui devait mourir « gueux comme un peintre », à la perfectionner.

Ce premier pas vers la voie des améliorations fut marqué par l'adjonction à son premier établissement des « Bureaux de vente à grâce, troques et rachapts de meubles et autres biens quelconques ». Renaudot créait ainsi notre premier *Hôtel des ventes* mais, d'après le titre que nous venons de donner, tous les genres de transactions étaient possibles au Bureau d'adresse. L'innovation de Renaudot consistait surtout en ceci que le Bureau d'Adresse pouvait recevoir directement des objets mobiliers dont la vente ou l'échange se faisait soit à l'amiable avec ou sans faculté de rachat, dans des limites et des conditions prescrites, soit aux enchères publiques. Enfin il adjoignait encore à son Bureau, un Mont-de-Piété fondé, non pas sur le modèle de ceux qu'il avait vu fonctionner en Italie, où ils étaient entre les mains des usuriers lombards qui en retiraient d'énormes bénéfices, mais sur les bases suivantes qui ne devaient laisser aucun gain au Bureau d'Adresse.

« J'estime, disait-il, qu'il doit estre fait une fidèle supputation de ce à quoy reviendra l'intérest du principal, à la moindre raison qu'on le pourra avoir, les gages des officiers nécessaires à l'appréciation, conservation, recepte et délivrance des hardes, leur vente en cas de besoins, pour estre seulement levé pour profit sur le capital du prest ce à quoy reviendra cette dépense et adjousté au principal, le reste estre rendu à son propriétaire et que le parsus ne doit pas estre souffert. »

Les plus grandes précautions étaient prises pour que les marchandises apportées au Bureau d'Adresse ne fussent pas le produit du vol et, n'oublions pas que Renaudot est médecin, on s'assurait si elles ne venaient pas d'un lieu infecté de maladie contagieuse.

« L'ordre qu'on y observe est que celuy qui aura quelque bague, tapisserie ou autres hardes ou meubles à vendre en envoye le mémoire au bureau afin que l'un des *enquesteurs* du bureau aille à l'instant faire sa perquisition sous main si les dites choses ne sortent pas d'un lieu *infecté de quelque maladie contagieuse* et si elles ne sont dérobées et qu'en l'un ou l'autre desdits cas elles ne soient reçues audit Bureau. »

En résumé, les opérations multiples qui se faisaient rue de la Calandre, dans le Bureau d'adresse fondé par Renaudot étaient les suivantes :

Pour trois sous on pouvait venir chercher le renseignement désiré ou faire inscrire ce qu'on souhaitait vendre ou louer, le Bureau se chargeant par ses affiches et « billets » de donner la publicité nécessaire à toutes les offres et demandes.

Un degré de plus et l'on avait les ventes et troques entre particuliers. Le vendeur apportait ses meubles au Bureau et celui-ci, moyennant six deniers pour livre du prix de l'objet, se chargeait de la transaction en conservant l'objet et en le mettant en vente « au plus offrant et dernier enchérisseur, à heures convenues » ; il est probable en outre que pour ces genres d'affaires, ce qui favorisait singulièrement les négociations, les transactions étaient continuelles et pouvaient s'effec-

tuer de gré à gré. Si le vendeur ne trouvait pas preneur ou
s'il désirait seulement emprunter sur son meuble, le bureau
prenait celui-ci avec faculté de rachat pour le vendeur et, après
une série de formalités bien comprises et instituées pour assurer la sécurité des transactions, faisait estimer la chose apportée
et prêtait sur celle-ci qu'il gardait comme gage, les deux tiers
de l'estimation y compris le dépérissement qu'elle pouvait
subir pendant la durée du prêt. Lorsque l'emprunteur revenait chercher son nantissement, il donnait, outre la somme
reçue, les six deniers pour livre réglementaires.

Si au bout du délai convenu, l'emprunteur n'était pas venu
réclamer l'objet engagé, celui-ci était mis aux enchères le
jeudi qui suivait l'expiration du délai accordé, et si le prix de
vente dépassait le prêt, on tenait le surplus à la disposition du
propriétaire. Mais comme, ainsi que cela se comprend, on ne
pouvait tenir ce surplus indéfiniment à la disposition de l'emprunteur, au bout d'un an et demi le *boni* revenait au Bureau
qui s'en servait comme amortissement du capital qu'il avait
dû emprunter pour son établissement, puisque dans l'idée de
son fondateur le prêt devait être gratuit, tout au moins pour les
malheureux.

On ne saurait, croyons-nous, trop admirer le génie créateur
et le talent d'administrateur de Renaudot. Médecin très recherché, journaliste, comme nous allons le voir, directeur du
Bureau d'Adresse, de l'Hôtel des ventes et du Mont-de-Piété
annexés à son Bureau, il vaquait à tout et tout prospérait
sous sa direction, malgré les calomnies auxquelles il était
incessamment en butte.

Renaudot connaissait les obstacles et savait les surmonter,
fort surtout de l'appui constant que lui prêtait Richelieu. A
défaut de celui-ci, il aurait trouvé le courage nécessaire dans
le désir qu'il avait de soulager les misérables, désir qui lui
avait fait fonder le Bureau d'adresse, en dédaignant le mépris
qui s'attachait à cette époque à tout art manuel, de la part
surtout de ceux qui savaient si bien mendier les pensions.

« A toute heure, écrivait-il, les pauvres y trouveront gratuitement avis des commodités et occasions qu'il y aura de gagner leur vie, la plus charitable aumosne qu'on leur puisse despartir.

« Et comme les jugements sont divers, d'autres abbaisseront si fort cet employ au dessous de ma charge qu'ils tascheront à me rendre par là mesprisable. Pauvres gens qui ne considèrent pas que ce n'est point tant le sujet comme la façon de le traitter et les personnes qui s'en meslent d'où les occupations s'appellent basses ou relevées. Agis estoit toujours Agis mesme au bas bout, Caton toujours luy dans sa charge de nettoyer les rües... Ouy, le grand Cardinal ayant donné souvent ses suffrages à mon projet il n'a rien désormais en soy que de grand et de magnifique. »

Et socialiste à une époque où le mot n'était peut-être même pas encore inventé, il s'écriait de sa voix d'apôtre : « Donnez sans rien espérer... Il faut que dans un Estat les riches aydent aux pauvres, son harmonie cessant, lorsqu'il y a partie d'enflée outre mesure, les autres demeurant atrophiées. »

RENAUDOT JOURNALISTE

Le journal si répandu à notre époque et qui occupe une si grande place dans notre vie journalière n'existait pas au commencement du xviie siècle, ou tout au moins s'il existait, ce n'était qu'à l'état rudimentaire. Nous voulons simplement ici exposer l'enchaînement de circonstances qui conduisit Renaudot à créer le premier de nos journaux.

Pas plus que pour le Bureau d'Adresse et le Mont-de-Piété, Renaudot ne fut un inventeur au vrai sens du mot, mais il sut si bien rassembler les éléments épars et en faire une vivante unité qu'il mérite véritablement le titre de créateur, de Père du journalisme, qui seul a quelque peu sauvé son nom de l'oubli.

A cette époque, en France et à l'étranger, il semblait que le besoin de nouvelles fût universel, et beaucoup d'écrits, la plupart fort licencieux, circulaient sous le manteau, relatant le plus souvent les faits scandaleux de la cour ou de la place publique. Quand Renaudot vint pour la première fois à Paris, il fut surpris du grand nombre de petites feuilles volantes imprimées en cachette, qui se vendaient sous le nom de *Nouvelles à la main* et qu'on lisait avec avidité.

De ces *Nouvelles* au véritable journal il n'y avait qu'un pas. Comment Renaudot le franchit-il ? La plupart des auteurs qui ont écrit sur cette question pensent avec Hatin que Renaudot, bien informé par le Bureau d'adresse, centre de renseignements, eut l'idée d'amuser ses malades en leur racontant les nombreuses anecdotes qu'il avait recueillies. Voyant le

succès qu'il en tirait il eut la pensée d'écrire ces « Nouvelles »
et d'en faire des copies qu'il distribuait dans ses visites.
« Voilà, dit Hatin, sur l'origine de la *Gazette*, la tradition
unanime ; nous ignorons du reste les circonstances de cet
enfantement qui, selon toutes les probabilités, dut être fort
laborieux. »

Eh bien, nous croyons que là n'est pas la vérité. Il faut bien
mal connaître Renaudot pour donner de tels mobiles à son
génie inventif. Évidemment c'était un médecin, un causeur
agréable, fort recherché, non seulement pour l'excellence de
ses remèdes, mais aussi pour son esprit. « Jusques aux pauvres
malades, dit-il, reconnaissent la différence qu'il y a entre
l'ennuyeuse pesanteur de celuy qui ne les tire jamais du triste
penser de leur maladie et la gayeté d'un esprit universel qui
sçait divertir le leur, quand il en est temps, par la plaisante
variété de son discours, lequel souvent ne sert pas moins de
médecine à l'asme que les remèdes matériels au corps
et qui, pour leur grande commodité, n'est guère moins
nécessaire.

De là à distribuer à ses malades ou aux personnes bien
portantes des nouvelles imprimées il y a loin. D'autres mobiles le firent agir, d'autant que ses *Gazettes* ne sont rien moins
que plaisantes ou anecdotiques. Renaudot avait voyagé et ses
voyages lui avaient inspiré l'idée première des Monts-de-Piété
qui déjà fonctionnaient en Italie. Il en fut de même pour les
Gazettes. « Leur publication, dit-il, est en effet nouvelle, mais
en France seulement, et cette nouveauté ne leur peut acquérir
que de la grâce. »

Lorsque Richelieu fut définitivement en possession du pouvoir, Renaudot qui le connaissait de longue date vint le
retrouver à Paris, sur son appel. Voyant l'avidité avec laquelle on s'arrachait les Nouvelles à la main ou « *gazettes* »
il eut tout de suite la pensée de mettre à exécution ce qu'il
avait vu faire en pays étranger, particulièrement en Hollande.
L'ouverture qu'il en fit au premier ministre et au Père

Joseph, sans l'appui desquels il n'entreprenait rien, dut être immédiatement bien accueillie.

La guerre qu'on faisait à Richelieu s'accusait par une quantité de pamphlets hostiles qui irritaient fort l'impérieux cardinal et auxquels il lui était bien difficile de répondre. Il comprit bien vite la puissance du moyen que lui offrait Renaudot et dès ce moment sa collaboration fut acquise aux *Gazettes* quand elle ne fut pas imposée. Le fait suivant le prouve surabondamment. Richelieu qui, au début de sa vie politique, avait semblé faire cause avec l'Espagne, s'en éloignait alors de plus en plus et pactisait avec les protestants d'Allemagne; parallèlement Renaudot dans ses *Gazettes* va immédiatement devenir l'ennemi juré des Espagnols et les attaquer avec véhémence. Richelieu était donc entièrement acquis à la création de la *Gazette* et entraînait Louis XIII lui-même à collaborer activement à la nouvelle création de Renaudot.

« Chacun sçait, dit ce dernier, que le roy Louis XIII ne lisoit pas seulement mes *Gazettes* mais qu'il m'envoyoit presque ordinairement des mémoires pour y employer. »

Accusera-t-on Renaudot d'avoir vendu sa plume à Richelieu et de s'être mis aux gages du cardinal ? On ne rééditera rien de nouveau, car en 1630 on le savait son protégé et l'on ne manquait pas de le proclamer son homme lige. En servant la politique de Richelieu, Renaudot faisait acte de patriote ; à une époque où les princes du sang, comme Condé, n'hésitaient pas pour servir leurs intérêts personnels à offrir leur épée aux ennemis de la France, il faisait bien d'embrasser la cause d'un homme qui, à son lit de mort, disait au prêtre qui l'engageait à pardonner à ses ennemis : « Je n'en ai jamais eu d'autres que ceux de l'État ». De plus il était attaché à Richelieu par les liens de la plus étroite reconnaissance ; c'était lui qui le défendait contre les attaques de ses ennemis et le pauvre gazetier vit bien à la mort du cardinal qu'il n'avait pas moins fallu que sa toute-puissance pour empêcher sa ruine prématurée.

D'autre part, toujours philanthrope, il considérait ses *Ga-*

zettes comme le côté moral de son œuvre. « Surtout, dit-il, seront-elles maintenues pour l'utilité qu'en retireront le public et les particuliers ; le public pour ce qu'elles em- peschent plusieurs faux bruits qui servent souvent d'allumettes aux mouvements et séditions intestines. Les particuliers, cha- cun d'eux ajustant volontiers ses affaires au modèle du temps. Ainsi le marchand ne va plus troquer en une ville assiégée ou ruinée. Du moins sont-elles en ce point exemptes de blasme qu'elles ne sont pas aucunement nuisibles à la foule du peuple non plus que le reste de mes innocentes inventions ; étant permis à chacun de s'en passer si bon lui semble. »

Le 30 mai 1631 — date mémorable — paraissait la première *Gazette*, qu'il appelait de ce nom, « pour être plus connu du public avec lequel il falloit parler. »

Ce furent d'abord quatre pages in-4° intitulées *Gazette*,

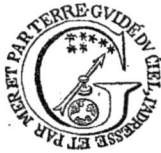

Commencements de la publicité politique
Le premier journal français

paraissant tous les huit jours ; le 28 novembre 1631, la *Ga- zette* doubla son format ; les quatre dernières pages étant intitulées *Nouvelles ordinaires de divers endroits*. Ultérieure- ment, lorsque le besoin s'en faisait sentir, Renaudot publia des *Suppléments* et des *Extraordinaires*. Les huit feuilles de la *Gazette* se vendaient un sou ; ou deux liards les Gazettes ou les Nouvelles séparées. Renaudot imprimait lui-même son journal dans son Bureau d'Adresse.

Il ne faudrait pas s'attendre à trouver dans ce premier journal une rédaction analogue à celle adoptée dans les feuilles d'aujourd'hui. Ainsi le premier-Paris, l'article de fond traitant les affaires de politique courante est inconnu de Renaudot qui, tous les mois seulement, à partir de 1632, prend la plume pour faits personnels et pour défendre surtout sa nouvelle création contre les malintentionnés et les contrefacteurs. Le plus souvent il se contente de donner les nouvelles qu'il a reçues tant de France que des pays étrangers en commençant toutefois par ces derniers.

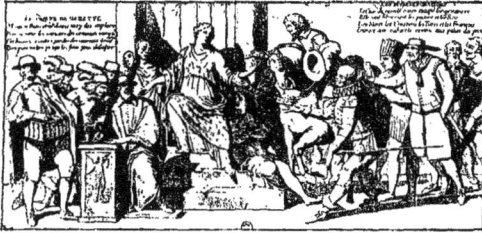

Gravure allégorique représentant la *Gazette* recevant les nouvelles de tous les pays.

Malgré cette rédaction sommaire, il ne tarda pas, comme aujourd'hui, à être en butte aux récriminations de personnes qui ne trouvaient pas que la *Gazette* s'intéressât assez à leurs hauts faits. « Les capitaines, dit-il, y voudroient rencontrer tous les jours des batailles et des sièges levés ou des villes prises ; les plaideurs des arrests en pareils cas ; les personnes dévotieuses y cherchent les noms des prédicateurs, des confesseurs de remarque. Ceux qui n'entendent rien aux mystères de la Cour les y voudroient trouver en toutes lettres. Tel s'il a porté un paquet en Cour ou mené une compagnie d'un village à l'autre sans perte d'hommes, ou payé le quart de quelque médiocre office, se fâche si le Roi ne voit son nom dans la *Gazette*. D'autres y voudroient avoir ces noms de *Monseigneur* ou de *Monsieur* répétés à chaque personne dont je parle, à faulte de remarquer que ces titres ne sont pas ici apposés comme trop vulgaires joint que ces compliments étant omis en tous ne peuvent donner jalousie à aucun.

Malgré toutes ces récriminations, malgré les procès qui pleuvaient de toutes parts, le succès de la *Gazette* s'affirmait de plus en plus. Déjà en février 1632 Renaudot prophétisait vrai en disant son œuvre impérissable. « Cependant que le temps et si je ne me trompe, la comparaison des autres escrits de cette nature me vont servir d'apologie. Un an plus tard (janvier 1633), il constate que désormais la *Gazette* est à l'abri de tout danger. « Les suffrages de la voix publique m'es-

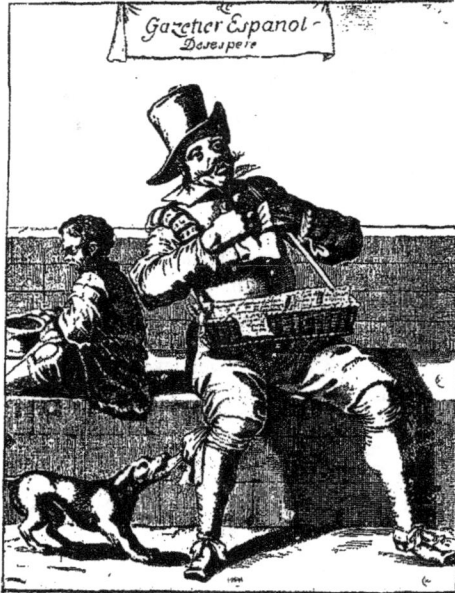

Allusion aux succès remportés par les Français sur les Espagnols et que Renaudot relate dans sa *Gazette* au grand désespoir de ces derniers.

pargnent désormais, dit-il, la peine de répondre aux objections auxquelles l'introduction que j'ay faite en France des Gazettes donnoit lieu lorsqu'elle estoit encore nouvelle. Car maintenant la chose en est venue à ce point qu'au lieu de satisfaire à ceux à qui l'expérience n'en auroit pu faire avoüer l'utilité on ne les menaceroit rien moins que des Petites-Maisons. »

A la persécution à l'intérieur du royaume s'était ajoutée la persécution à l'extérieur ; dans certains pays étrangers, probablement ennemis de la France, l'entrée des Gazettes avait été interdite. Renaudot qui connaissait la puissance qu'acquiert le journal lorsqu'il est proscrit s'écriait :

« Seulement feray-je en ce lieu deux prières, l'une aux princes et aux Estats estranges de ne perdre point inutilement le temps à vouloir fermer le passage à mes *Nouvelles*, veu que c'est une marchandise dont le commerce ne s'est jamais peu deffendre et qui *tient cela de la nature des torrents qu'il se grossit par la résistance.* »

Dirait-on mieux aujourd'hui ?

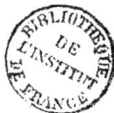

Au milieu de ses multiples occupations, Renaudot était resté médecin et médecin très estimé. Nous nous rappelons en effet qu'il avait subi avec le plus grand succès ses examens de doctorat devant la Faculté de Montpellier, et qu'il était venu étudier la chirurgie à Paris, au Collège de St.-Côme. Il eût été singulier que sa philanthropie restât oublieuse des soins à donner aux malheureux.

Ceux-ci n'avaient pas été oubliés et l'Inventaire du Bureau d'Adresse qu'il publiait en 1630, renfermait l'article suivant, par lequel il préludait à l'établissement des *Consultations charitables*, son plus grand titre peut-être à la reconnaissance de la postérité.

« XXI. — Les pauvres artizans et autres menues gens malades qui, faulte d'une saignée ou de quelqu'autre léger remède encourent souvent de longues et périlleuses maladies qui réduisent souvent leur famille à l'Hostel-Dieu, trouveront icy l'adresse de médecins, chirurgiens et apothicaires, qui sans doute ne voudront pas céder à d'autres l'honneur de consulter soigner et préparer gratuitement quelques remèdes à ces pauvres gens qu'on leur adressera; mais au contraire se trouvera une aussi grande émulation entre ceux-ci à exercer ceste charité qu'en leurs autres actions qui leur fera envoyer leurs noms au Bureau pour estre employez à ce bon œuvre comme ils en sont icy priés. »

N'oublions pas qu'à l'époque où vivait Renaudot, les dispensaires, les bureaux de bienfaisance avec consultations gratuites tels que nous les connaissons aujourd'hui, n'existaient en aucune façon. Les malades nécessiteux devaient appeler un médecin à leurs frais ou entrer à l'Hôtel-Dieu qui, nous le savons, était tout à fait insuffisant.

C'est toute cette partie de l'Assistance publique que Renaudot va créer ; et comme nous allons le voir, non seulement il consultera gratuitement les malades et leur délivrera gratuitement les médicaments, mais encore il créera tout entière l'*Assistance publique à domicile.*

Renaudot, pour arriver à ses fins, dut surmonter bien des obstacles ; il eut à lutter contre l'influence de la toute puissante Faculté de Paris qui voyait d'un œil jaloux un médecin de l'Ecole de Montpellier occuper une place si prééminente. Elle essaya de lui interdire l'exercice de la médecine, se fondant sur l'article de ses statuts qui rayait de la profession tout médecin qu'elle ne s'était pas *agrégé.* Mais Renaudot était médecin du Roi, et à ce titre il pouvait exercer librement. Partisan des remèdes chimiques en honneur à Montpellier et que Paris réprouvait, il dut obtenir l'assentiment de la Cour des Monnaies, dont un de ses fils, Théophraste, était conseiller, pour établir chez lui des *fourneaux* où des apothicaires de bonne volonté pussent préparer les remèdes qu'il voulait distribuer gratuitement aux malheureux.

Ce ne fut guère que vers 1640 qu'il put, de ce côté, donner pleine carrière à ses sentiments philanthropiques. Son appel avait été entendu ; de nombreux médecins, la plupart venus des Facultés étrangères, des chirurgiens, des apothicaires, non seulement avaient envoyé leur adresse comme il le demandait dès 1630, mais encore étaient venus se mettre à son entière disposition.

Résumons le mode de fonctionnement de ces consultations charitables qui, grâce à Renaudot, fonctionnent aujourd'hui dans tous nos hôpitaux et dispensaires.

Le mardi de chaque semaine et plus tard tous les jours,

dans la grande salle du Bureau d'adresse, siégeaient une quinzaine de médecins « divisés en plusieurs tables ». Les malades
se présentaient devant eux : si le cas était simple, un médecin
suffisait; si le cas était difficile, plusieurs docteurs se réunis-
saient, donnaient chacun leur avis et, après avoir discuté,
remettaient au patient une consultation écrite. Les apothicaires présents exécutaient l'ordonnance et délivraient les médicaments; les chirurgiens pratiquaient la partie manuelle de la
prescription.

Les malades qui venaient consulter n'étaient pas tous dans
la même situation de fortune ; certains, attirés par la renommée de Renaudot, étaient riches : à leur intention était placée
dans la salle du Bureau, une *boëte* où ceux qui le désiraient
pouvaient déposer leur obole. Donnait qui voulait : quant à
ceux, de beaucoup les plus nombreux qui, non seulement
n'étaient pas assez riches pour faire l'aumône, mais encore ne
pouvaient payer leurs médicaments, ils recevaient ceux-ci
gratis et avec eux quelques secours pécuniaires lorsque les
libéralités des riches le permettaient. Ces libéralités ne devaient
pas être bien considérables, car nous savons pertinemment
que l'entretien des consultations coûtait personnellement à
Renaudot plus de 2000 livres par an.

Tout se passait dans le meilleur ordre : comme aujourd'hui,
chaque consultant recevait à son entrée un numéro d'ordre
et chacun, riche ou pauvre, n'était consulté que lorsque son
tour était arrivé.

Fondées sur de telles bases, les consultations charitables
eurent un immense retentissement. Comme certains malades,
impotents ou trop gravement atteints ne pouvaient se rendre
rue de la Calandre, Renaudot institua un service médical
à domicile qui rendit immédiatement les plus grands services.

La renommée de Renaudot devenait universelle : aussi à
une époque où les voyages étaient longs et coûteux se trou-
va-t-il nombre de personnes de province qui «envoyèrent
consulter sur un mémoire contenant le récit de leur mal et des

remèdes qui leur avaient été administrés sans dire leur nom qui ne sert de rien à la guérison des maladies. »

Avec son sens pratique habituel, Renaudot comprit qu'il y avait là un nouveau moyen d'exercer encore la charité et, bientôt (1642), paraissait un petit livre, d'allures fort modestes, intitulé « La *Présence des absens, ou facile moyen de rendre présent au médecin l'estat d'un malade absent; dressé par les docteurs en médecine consultans charitablement à Paris pour les pauvres malades.* »

Ce fut, nous l'avouons, pour nous une véritable révélation lorsque nous découvrîmes ce petit livre dont il n'existe, à notre connaissance, que deux exemplaires, et que personne n'avait songé encore à analyser. C'est, à notre avis, notre premier Traité de diagnostic : on y sent à chaque instant les efforts d'une profonde science clinique, désireuse de se débarrasser, par l'observation du faux rationalisme de la médecine d'Aristote. « Bien que dressé par les docteurs en médecine consultants charitablement à Paris pour les pauvres malades » il est écrit tout entier de la main de Renaudot qui s'y montre, nous le répétons, clinicien consommé.

Dès le début il explique quelles en sont les « utilitez » « Ceux qui voudront ou ne pourront faire venir les médecins chez eux soit pour en estre trop éloignez ou n'avoir pas le moyen de payer le voïage de ceux auxquels ils se confient et qui ne se pourront ou voudront transporter chez eux trouveront icy de quoy suppléer à ce défaut ; n'y ayant aucune des remarques et demandes que les médecins sont accoustumés de faire à leurs malades et d'où ils prennent leurs indications qui n'y soit employée. Par ce moyen plusieurs pauvres malades ne seront plus destituez de conseil comme ils sont dans la campagne et dans les lieux écartez des grandes villes... »

On pensera ce qu'on voudra de ces consultations par correspondance au moyen des indications d'un formulaire ; elles avaient au moins le mérite d'être faites par des hommes compétents et, à l'inverse de ce qui existe de nos jours, d'être absolument gratuites. Du reste ce livre s'adressait surtout aux chirurgiens et aux apothicaires exerçant dans les campagnes et qui, en utilisant les préceptes y contenus, pouvaient dresser un mémoire circonstancié sur la maladie de leur client et envoyer ce mémoire au Bureau d'adresse d'où il leur était répondu.

A la fin du volume servant à la rédaction du mémoire, se trouvent de petits livrets représentant nos feuilles d'observations médicales actuelles. Un certain nombre de figures schématiques permettaient de représenter objectivement, lorsqu'il était nécessaire, l'état du malade.

Notons enfin que ce livre est écrit en français; Renaudot, comme Pierre Ramus, veut qu'on parle la langue nationale et s'il demande que les ordonnances médicales soient écrites en latin, c'est pour montrer à ceux qui l'accusent d'ignorance qu'il sait, lui aussi, se servir de cette langue lorsqu'il en est besoin.

Renaudot du reste n'allait pas tarder à montrer qu'il avait toutes les qualités d'un chef d'école, car bientôt il fondait un véritable enseignement par ses *Conférences du Bureau d'Adresse.*

Il avait su grouper autour de lui un nombre considérable d'hommes instruits, médecins et savants distingués, qu'il pouvait employer à discuter et à résoudre les questions les plus controversées dans toutes les branches de la science. Il est probable, du reste que, se souvenant des petits cercles littéraires de sa province où, avant de venir à Paris, il s'entretenait avec Scévole de Ste-Marthe et l'infortuné Urbain Grandier, Renaudot avait dû réunir ses amis à jour fixe pour leur soumettre ses projets, leur demander conseil, discuter avec eux l'opportunité de telle ou telle amélioration à apporter à ses « innocentes inventions. »

Bientôt un véritable comité scientifique se trouva constitué et Renaudot se résolut à rendre publics les entretiens du Bureau d'adresse, poussé par un désir de vulgarisation bien rare à une époque où tout ce qui ressemblait à un laboratoire prenait les formes d'un sanctuaire dont la porte était fort difficile à franchir à moins d'initiation soupçonneuse.

Ce fut vers la fin de 1631 ou le commencement de 1632 que prirent naissance au Bureau d'adresse ces assises de la science, dans lesquelles la diversité des sujets traités n'eut d'égale que la diversité des opinions librement émises.

Pendant deux ans on n'y admit que des intimes, mais cédant à de nombreuses sollicitations, Renaudot dut en ouvrir la porte toute grande et le premier lundi du mois de novembre 1633 il fit officiellement l'ouverture des *Conférences du Bureau d'Adresse.*

A dater de ce moment les Conférences se tinrent l'après-midi de tous les lundis dans la grande salle du Bureau d'adresse. Tout esprit pédantesque en était banni et Renaudot, ennemi du pédagogisme doctrinal, traçait en ces termes la ligne de conduite que devaient observer les conférenciers.

La conférence « est de la nature des choses qu'il ne faut que nommer pour en concevoir l'utilité. Le jeune s'y façonne, le vieil y rafraischit sa mémoire, le docte s'y fait admirer, les autres y apprennent et tous y rencontrent un divertissement honneste. L'innocence de cet exercice est surtout remarquable, car la médisance n'en est pas seulement bannie, mais de peur d'irriter les esprits aisez à eschauffer sur le fait de la religion on renvoye en Sorbonne tout ce qui la concerne. Les mystères des affaires d'Estat tenans aussy de la nature des choses divines desquelles ceux-là parlent le mieux qui parlent le moins, nous en faisons le renvoy au Conseil, d'où elles procèdent. Tout le reste se présente icy à vous pour servir d'une spacieuse carrière à vos esprits.

« L'une des lois de cette conférence, ajoute-t-il, sinon absolue, de laquelle on s'écarte le moins qu'il se peut, est qu'on y parle que françois. »

Toutes les opinions même « contraires à celles de l'Eschole » seront librement exprimées, car dit-il « l'expérience journalière nous fait voir qu'il n'y a rien de plus ennemy de la science que d'empescher la recherche de la vérité qui paroist principalement en l'opposition des contraires. »

La nature des sujets traités qui souvent étaient tout d'actualité variait à l'infini : philosophie, mathématiques, médecine, physique, chimie, science sociale, fournissaient autant de thèmes particuliers à la discussion.

A la fin de chaque conférence on proposait deux questions qui étaient traitées à huitaine. Comme les conférences étaient ouvertes à tous, il se fit une telle émulation parmi les « *ardens de l'Académie gazétique* » qu'en 1636, malgré les dimensions du local, on dut s'inscrire à l'avance et venir avant le lundi, jour de la conférence, retirer « les mereaux » qui faisaient foi de l'ordre d'inscription.

A partir de 1633, Renaudot, cédant aux demandes qu'il recevait de toutes parts, publia les comptes rendus de ces séances hebdomadaires. Cette publication qui ne comprend pas moins de cinq gros volumes eut un succès tel que de son vivant il put en voir deux éditions, chose rare à une époque où les livres étaient fort chers et les savants peu nombreux.

Qu'on jette un coup d'œil sur l'ensemble de l'œuvre scientifique de Renaudot et on verra qu'en 1640 il avait en main tous les éléments d'une école libre des sciences médicales et afférentes.

Il possédait en effet un *corps professoral* par les médecins, chirurgiens et apothicaires qui consultaient avec lui au Bureau d'Adresse.

Dans ses conférenciers il trouvait tout un noyau d'esprits d'élite qui auraient enseigné les *sciences* dites *accessoires*, ou afférentes à l'art médical.

Il avait un *laboratoire* par ses fourneaux.

Une *clinique* par ses consultations charitables.

Aussi les élèves se pressaient-ils nombreux rue de la Calandre. Mais les malades qui se rendaient aux consultations ne pouvaient être admis à demeure, suivis et observés avec autant de fruit qu'on l'eût désiré. Aussi Renaudot désireux d'ajouter à ses créations philanthropiques un nouveau fleuron se mit-il en instance près du Roi pour obtenir la permission d'établir à *ses frais*, dans le quartier le plus populeux de Paris, là où la misère était surtout intense, le faubourg St-Antoine, un hôpital ou *Hostel des consultations charitables* où il pût recevoir les malades nécessiteux qui frappaient en vain à la porte de l'Hôtel-Dieu.

Ce fut sa charité qui le perdit.

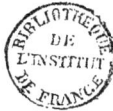

RENAUDOT PERSÉCUTÉ

Pendant que Renaudot créait ses conférences, établissait ses fourneaux, fondait ses consultations charitables et demandait un emplacement pour bâtir un hôpital, quelle était l'attitude de la Faculté de médecine de Paris ? Jusqu'en 1638, le « Gazetier » avait vécu en assez bonne intelligence avec ses docteurs, consultant avec eux et faisant inscrire sur ses registres, en qualité d'étudiants, ses deux fils Isaac et Eusèbe, élevés dans la religion catholique. Mais lorsque la Faculté eût vu ses élèves déserter son enseignement pour accourir en foule aux conférences du Bureau d'adresse, lorsqu'elle eût compris que sanctionner par le silence l'établissement des fourneaux pour la préparation des remèdes chimiques, c'était pactiser avec la médecine nouvelle, elle décréta qu'il fallait intenter un procès à l'imposteur qui croyait aux bons effets de l'opium et de l'antimoine et se montrait partisan de la circulation sanguine. Cependant, n'osant pas encore s'attaquer directement au père qu'elle savait si bien protégé par Richelieu, elle retourna sa colère contre les enfants, et, lorsqu'en 1638 ceux-ci présentèrent leur *supplique,* pour obtenir le premier grade, le *baccalauréat,* elle les força à signer par devant notaire une déclaration dans laquelle ils s'engageaient à répudier toutes les œuvres paternelles. Encouragée par ce premier succès, qui lui avait été facilité par le désir que Renaudot avait de vivre en bonne intelligence avec elle, et, incapable de se contenir plus longtemps après l'autorisation des fourneaux par le roi (2 sept. 1640), s'appuyant en outre sur ce que les lettres

d'autorisation n'avaient pas été vérifiées par le Parlement,
elle assigna Renaudot (23 octobre 1640) devant le lieutenant
civil « pour se voir faire défense d'exercer la profession de
médecine et de donner ou faire donner chez lui aucun avis aux
malades, ni de tenir aucuns fourneaux ». En sa qualité d'officier du roi, Renaudot avait, par divers arrêts, fait retenir
toutes ses causes par le Conseil privé; aussi, le 30 du même
mois, demandait-il à son tour « qu'il plust à Sa Majesté le
maintenir en la jouissance des concessions et privilèges à luy
octroyez par Elle ».

La tactique de la Faculté va consister désormais, retenons-
le, à faire attribuer la connaissance du procès au Châtelet,
dont les appels vont devant le Parlement, son allié contre le
pouvoir royal et l'ennemi de Richelieu.

Le roi avait à peine reçu la supplique du gazetier, que, le
jour même de sa réception (30 octobre), en son conseil privé
tenu à Paris, il ordonna que la requête de Renaudot serait
signifiée aux doyen et docteurs de la Faculté de médecine « et
cependant surseoiront toutes poursuites par-devant le prévost
de Paris et ailleurs jusques à ce que autrement par Sa Majesté
en ait esté ordonné », ce qui n'empêcha pas du reste le prévôt
de Paris de rendre, le 6 novembre, un jugement qui défendait
à Renaudot de « faire aucune assemblée chez lui pour les
pauvres et d'exercer la médecine à Paris. »

La situation pouvait donc ainsi se résumer au commencement du décanat de Guillaume du Val (novembre 1640) ; d'une
part, la Faculté de Paris était victorieuse devant le prévôt de
Paris dont les appels allaient au Parlement qui certainement
lui donnerait gain de cause : de l'autre, elle voyait son procès
perdu, puisque le roi retenait la cause et ordonnait de surséoir
à toute poursuite jusqu'à ce que son conseil en eût autrement
ordonné.

Le péril était grand ; la Faculté ne recula pas, sachant qu'il
y allait peut-être de son existence.

Renaudot avait mis les *consultations charitables* sous la

protection de M. de Noyers, secrétaire d'Etat ; la Faculté, usant de la même tactique, résolut d'intéresser ce dernier à sa cause.

Le 8 décembre 1640, le doyen, Guillaume du Val, accompagné de Simon Bazin, doyen sortant, et du censeur René Chartier, se rendit chez M. de Noyers qui avait voix délibérative au conseil du roi, qui, comme on le sait, était juge souverain de la cause pendante. Ce magistrat dut se trouver fort embarrassé devant cette démarche des docteurs ; il s'en tira par un trait d'esprit. Il promit au doyen « de se faire l'avocat de l'Ecole devant le cardinal qui certainement, ajouta-t-il, était fort disposé à prendre en main les intérêts de celle-ci ». Comme la Faculté comptait peu sur de semblables protecteurs, elle envoya une députation vers Bouvard, premier médecin de Louis XIII, qui promit de s'employer pour elle. Mais, en attendant le gain d'une cause qui semblait désespérée, elle résolut tout d'abord de se venger à nouveau sur les fils du malheureux gazetier. Ceux-ci, déjà licenciés, aspiraient au bonnet doctoral. La Faculté décréta (décembre 1640) « qu'en raison du grave préjudice causé par leur père, ils ne seraient pas admis aux actes publics de l'Ecole ni au doctorat », et, le 26 janvier 1641, elle ordonna que « cet arrêt leur seroit signifié par huissier afin qu'ils n'eussent pas à se présenter ».

On se rappelle qu'en 1638 elle avait déjà exigé, par acte notarié, leur renonciation à toutes les œuvres paternelles, s'engageant en revanche à leur laisser l'accès libre au grade de docteur.

Renaudot fut indigné en voyant la Faculté elle-même rompre le traité qu'elle avait dicté ; il s'en fut trouver Richelieu, son protecteur, qui s'intéressait d'autant plus au litige qu'il avait pris Eusèbe pour médecin ordinaire. Le cardinal résolut d'arranger le différend. Il envoya son premier médecin, le poitevin Cytois, offrir au doyen Guillaume du Val la composition du procès, en même temps qu'à son instigation Renaudot se rendait lui-même chez ce dernier et « le priait de

lui permettre de rentrer en grâce avec l'Ecole, lui demandant
de l'associer au conseil des autres docteurs pour le soulagement des pauvres malades ».

Guillaume du Val désirait avant tout la paix et la tranquil-
lité : il se trouva fort embarrassé devant cette double démarche de conciliation et n'osa pas prendre sur lui de trancher la
question. Il assembla son conseil, composé de dix membres,
spécialement institué pour l'assister dans cette lutte, et lui
demanda ce qu'il était bon de faire. Les docteurs qui le com-
posaient ne furent nullement d'accord ; les uns, se fondant
sur l'intervention et le désir du redoutable cardinal, voulaient
qu'on arrêtât toute poursuite ; les autres étaient partisans de
résister à outrance. Au milieu d'une discussion des plus ora-
geuses, Jean Merlet, l'un des conseillers, proposa de s'en rap-
porter aux *comices généraux* qui devaient avoir lieu le 27 février 1641 : son avis prévalut.

D'autre part, les négociations que Bouvard avait entreprises n'avaient pas abouti ; et, le 21 mars, il engageait le
doyen à temporiser. Richelieu avait pensé aplanir toutes les
difficultés en envoyant son médecin vers le doyen et en engageant Renaudot lui-même à s'entendre avec Guillaume du
Val. Voyant les détours que prenait la Faculté pour éluder
ses propositions, il résolut d'en finir. Le 14 mai 1641, il fit
mander le doyen. Après une entrevue des plus cordiales, dans
laquelle Richelieu s'était déclaré le protecteur de la Faculté,
et Guillaume du Val, le respectueux obligé de Richelieu, le
brave doyen s'en revint enchanté de l'accueil que lui avait fait
le cardinal, et, dans ces dispositions bienveillantes, porta l'af-
faire pendante devant les *comices* réunis le 17 mai, trois jours
après l'entrevue. Mais Guillaume du Val vit échouer toutes
ses tentatives de conciliation, et les docteurs présents décrétè-
rent « qu'on poursuivroit le procès intenté à Renaudot, le
calomniateur de la Faculté, et que celle-ci feroit les frais d'im-
pression d'un mémoire où seroit démontrée l'illégitimité des
consultations charitables ». Peu de temps après, paraissait un

libellé signé de Riolan, dans lequel les injures étaient tellement
prodiguées à Renaudot et à ses partisans, que Richelieu, faisant acte d'autorité, défendit d'écrire à nouveau sur ce sujet.
On pourra juger, par l'extrait suivant, du point où en étaient
les esprits et de la façon dont étaient traités les médecins du
Bureau d'adresse :

« Nous voyons ces charlatans, soubz prétexte de la médecine,
impunément voller la bourse et bien souvent tuer les pauvres
malades par leurs remèdes ; ce qui est pis, c'est que la plupart
de ces gens meinent une vie débordée, fréquentent les bordels
pour faire gagner du mal aux uns et aux autres et s'acquérir
de la pratique, et aux femmes et aux filles leur donner des pou-
dres et breuvages abortifs pour vuider leurs ventres. Nous
nous en sommes plains aux magistrats, mais nos remonstran-
ces n'ont point été reçues. Il y a là un repaire de brigands où
le beau nez de Renaudot a son aise... »

L'auteur de ce pamphlet que nous nous abstiendrons de
qualifier n'était pas du reste Riolan, bien qu'il en fût officiellement le père ; nous avons des preuves incontestables qu'il
avait été écrit tout entier par le trop célèbre Guy Patin, l'un
des conseillers du doyen, homme néfaste, qui devait tour à
tour traîner dans la boue, Van Helmont, Pecquet, Ambroise
Paré, et, par sa haine contre Renaudot, empêcher toute négo-
ciation d'aboutir. Cet acharnement était fort regrettable, car
il est certain que, si la Faculté avait voulu faire quelques
concessions, Renaudot et ses docteurs eussent pu vivre en
bonne intelligence avec elle, au grand profit de la science et du
soulagement de la misère publique. Du reste, le maître du Bureau d'adresse ne songeait peut-être pas encore à cette époque
à élever une École rivale ; ce qui le prouverait, c'est qu'il ne
tardait pas à faire, à l'instigation de Richelieu, une nouvelle
tentative de conciliation. Le 14 juin, — c'est le doyen lui-
même qui parle, — « le doyen convoqua les docteurs aux
comices solennels pour délibérer sur les propositions de Th.
Renaudot qui, presque repentant et cherchant, ainsi qu'il étoit

visible, la grâce et l'amitié des docteurs de la Faculté, et, forte-
ment recommandé par le cardinal, demandoit avec instance et
en suppliant que les docteurs de l'Ecole voulussent bien l'ho-
norer d'exercer la médecine en sa compagnie et de consulter
avec lui les pauvres et les riches lorsque l'occasion s'en pré-
senteroit.

« Renaudot, ajoute Guillaume du Val, avoit formulé et pré-
senté au doyen, qui les avoit revêtues de son sceau et soumises
à plusieurs docteurs, de grandes *compositions* qui devoient
donner entière satisfaction à l'École. » Malgré les tentatives
de conciliation du doyen, les comices répondirent à cette
nouvelle demande d'accommodation « qu'il étoit impossible
d'accorder à Renaudot ce qu'il demandoit ; que s'il avoit d'autres propositions à faire, il eût à les formuler, et qu'elles seroient discutées par les comices qui seroient appelés à donner
leur avis à ce sujet. »

Le roi n'attendait que le résultat de cette délibération : le
14 juillet, son conseil rendait un arrêt qui condamnait l'École
sur tous les points et consacrait ainsi l'œuvre de Renaudot.

On comprend avec quelle joie cette sentence dut être accueillie au Bureau d'Adresse : c'était l'aurore du triomphe de
la nouvelle école, et, pour que tous ceux qui s'intéressaient
aux consultations charitables et autres dépendances du Bureau
connussent les péripéties du procès et son heureuse terminai-
son, Renaudot réunit les divers arrêts obtenus dans un petit
factum qu'il fit partout distribuer et qui se terminait par une
nouvelle invitation aux malades de venir à ses consultations.
De plus, après ses tentatives de conciliation sans cesse repous-
sées par l'École, Renaudot pensa qu'il n'avait plus de concessions à faire et qu'il pouvait aller directement au but qu'il se
proposait désormais. Le décret royal autorisait implicitement
les médecins étrangers, ses collègues, à exercer la médecine à
Paris ; dès lors, certain de ne pas se voir privé du corps ensei-
gnant qu'il s'exerçait depuis longtemps à former, il se mit en
instance auprès du roi pour obtenir un terrain sur lequel

s'élèverait l'Hôtel des consultations charitables. Et d'avance, il était sûr que les élèves ne lui manqueraient pas ; il avait pu s'en assurer en voyant les nombreux étudiants qui venaient assister à ses consultations et suivre l'enseignement de ses conférences.

L'année 1641 s'acheva sur ces entrefaites ; le triomphe de Renaudot s'accentuant de plus en plus, devant les espérances, qui n'allaient pas tarder à se réaliser, d'obtenir la concession demandée pour la construction d'un hôpital.

La Faculté, en présence du coup qui la frappait, était un moment restée interdite ; mais elle ne tarda pas à reprendre courage, et, à la demande de son ennemi triomphant, elle opposait, le 1er février 1642, une nouvelle *requeste* dans laquelle elle demandait encore l'abolition de tous les privilèges accordés au gazetier.

En temps ordinaire et devant l'arrêt formel du conseil privé elle se fut tenue coi ; mais Richelieu venait de quitter Paris et elle espérait peut-être obtenir gain de cause en son absence. En tout cas, elle n'avait rien perdu en agissant ainsi, et elle devait tout tenter pour sauvegarder son existence sérieuse-ment menacée. Richelieu, en effet, avait quitté Paris pour accompagner dans le Midi Louis XIII qui allait conquérir la Cerdagne et le Roussillon ; mais, de près comme de loin, il veillait sur Renaudot pour lequel il avait la plus vive affection. Du reste, pour prouver tout l'intérêt qu'il portait au père, il s'était adjoint, comme médecin ordinaire, son fils Eusèbe, qu'il avait emmené avec lui faire campagne.

Eusèbe, de même que son frère Isaac, était licencié depuis deux ans ; mais, bien qu'en droit d'exercer la médecine par son diplôme même de licencié, il désirait vivement « gagner le bonnet doctoral ». Comme les licenciés de sa promotion se présentaient à cette époque et qu'il ne voulait pas perdre le bénéfice de son rang de réception, Richelieu écrivit directe-ment d'Agde, à Guillaume du Val, le 13 mars 1642, une lettre dans laquelle il demandait « que suivant l'ordre des statuts,

qui ne veulent pas que l'on perde le rang de sa licence, lorsqu'on est employé pour le service du roy, comme son médecin Eusèbe estoit dans un voïage, le lieu luy fust conservé,
laissant passer ceux qui sont après luy, sans préjudice au lieu
qu'il a devant eux ». Le seul désir exprimé par le cardinal,
plus encore que les bonnes raisons sur lesquelles celui-ci s'ap-
puyait dans sa lettre, fit que les docteurs réunis chargèrent le
doyen d'écrire à Richelieu qu'il serait obtempéré à sa demande.
A la même époque, Isaac suppliait également pour ses *vespé-
ries :* après la lettre de Richelieu, il était difficile de ne pas
faire droit à sa supplique. La Faculté était fort perplexe : une
circonstance inattendue, beaucoup plus qu'inespérée, allait
la tirer d'embarras et lui permettre d'espérer ou de dif-
férer.

Richelieu, dont les forces s'étaient usées dans un travail
surhumain, venait de tomber gravement malade. Justement
effrayé des progrès du mal, son médecin Citoys écrivit au
doyen pour le prier de vouloir bien examiner le cas et lui
transmettre son avis éclairé ainsi que celui de ses illustres collègues. Guillaume du Val réunit ses docteurs qui émirent un
avis défavorable. Il y en eut même qui avancèrent que le cardinal mourrait *à la mauvaise lune* de novembre, et le doyen
qui transcrivit cette consultation sur son registre ajouta en
marge : *prava prognosis*. C'est pourquoi, saisissant un prétexte qui n'était même pas futile, la Faculté décréta immédiatement qu'on ajournerait l'examen d'Isaac Renaudot (10 mai
1642). Celui-ci réclama et fit si bien, que le 6 septembre il
obtenait un arrêt du Parlement qui ordonnait que son frère
et lui seraient pourvus dans quinzaine du bonnet doctoral,
« sinon et à faulte de ce faire, ledict temps passé, le présent
arrest leur serviroit de titre doctoral ». La Faculté se borna à
enregistrer cet arrêt, de telle façon qu'il lui était possible si le
bon vent venait de nouveau à souffler de son côté, de refuser
d'admettre à ses séances les deux frères qui n'avaient pas
reçu, *more solito*, leur diplôme de ses mains. Aussi, Richelieu,

qui, très souffrant, venait de rentrer à Paris s'interposait-il de nouveau et mandait le doyen qui, à la suite de l'entrevue, fit décréter par les docteurs « qu'on admettroit les deux frères en grâce de son Éminence ». Bientôt après (4 décembre 1642), le cardinal mourait laissant Renaudot aux prises avec ses ennemis, qu'il avait momentanément contraints au silence. Aussi, alors que celui-ci enregistrait avec douleur dans sa *Gazette* la perte du grand ministre, son bienfaiteur, le nouveau doyen, Michel de la Vigne, avec un esprit bien différent, transcrivant sur ses registres les symptômes qui avaient précédé la mort du cardinal, se félicitait-il de ce que le temps était devenu meilleur et plus libre (*minus coactum*). Louis XIII, il est vrai, protégeait ouvertement le gazetier dont il était l'un des collaborateurs les plus fidèles ; mais on pouvait espérer que, faible comme on le connaissait, il se laisserait circonvenir à son égard. C'est pourquoi, en même temps qu'elle biffait par un décret l'arrêt du Parlement rendu en faveur des fils, la Faculté déclarait qu'il fallait intenter un procès au père (9 janvier 1643) qui venait d'obtenir un emplacement pour bâtir son *Hostel des consultations charitables*.

Nous avons vu que les efforts de Renaudot avaient abouti à faire retenir, en toute circonstance, par le Conseil du roi, les procès qu'il lui pourrait survenir. Tous les efforts de l'École vont désormais tendre encore à faire porter le débat devant le Parlement, son allié.

La Faculté, non contente de l'appui de Bouvard et sentant le moment propice depuis la mort de Richelieu, résolut de faire une grande manifestation et d'intéresser l'Université tout entière à sa cause. Où s'arrêterait le maître du Bureau d'adresse ? disaient partout les docteurs ; après avoir ruiné la Faculté de médecine, ne songerait-il pas à s'attaquer aux autres Facultés ?

Le 2 avril, Michel de la Vigne, le doyen, se rendit solennellement aux comices qui se tenaient à la Sorbonne et demanda à l'Université de prendre fait et cause pour l'École de

médecine dans la lutte qu'elle entreprenait contre Théophraste Renaudot qui, par ordonnance royale, vou' 't bâtir
une nouvelle École à la porte Saint-Antoine. Du reste,
ajouta-t-il, « messieurs de la ville de Paris, qui ont des
droits sur la portion du rempart que ce misérable veut démolir
pour y bâtir, ainsi que madame la duchesse d'Uzès qui a des
propriétés limitrophes, ont déjà mis opposition à ce sacri-
lège. »

Soutenir la Faculté de médecine, c'était montrer combien
serait mal venu quiconque oserait toucher aux prérogatives
universitaires ; aussi le recteur et les trois autres Facultés se
joignirent-ils aux docteurs pour adresser au Conseil du roi,
qui seul était juge des procès de Renaudot, une supplique ten-
dant à déférer la cause au préfet de police, dont les appels
allaient en Parlement.

Sur ces entrefaites, par une sorte de fatalité, disparaissait
le dernier appui, bien fragile, il est vrai, du malheureux Renaudot : le 14 mai 1643 Louis XIII mourait, et Anne d'Autriche avait trop besoin du Parlement pour soutenir le gazetier. Dès lors, les événements vont se précipiter : assailli de
tous côtés, celui-ci va faire face à l'orage avec le désespoir d'un
honnête homme à la vie duquel on attente, mais il sera forcé
de succomber sous le poids des calomnies qui vont s'accumu-
ler contre lui.

Son ennemi mortel est désormais chargé de conduire les
affaires extérieures de l'École, Guy Patin est censeur, et il es-
père bien se servir du triomphe qu'il compte obtenir, comme
d'un marchepied pour arriver au décanat qu'il ambitionne.
C'est un homme de ressources, que n'embarrasse en aucune
façon le besoin de dire la vérité : il est de plus l'ami intime de
Lamoignon et de toute la magistrature ; c'est désormais un
duel à mort entre ces deux hommes, dont l'un représente la
science ancienne avec son absolutisme, l'autre la science mo-
derne, le progrès que ne borne aucun horizon.

Le moment était critique : c'en était fait de Renaudot et de son œuvre lentement édifié si la reine obtempérait à la demande de la Faculté de médecine et le renvoyait devant le prévôt de Paris et le Parlement. Afin de vaincre les derniers scrupules d'Anne d'Autriche vis-à-vis d'un homme dont elle avait plusieurs fois encouragé les entreprises charitables, l'École eut recours à une arme qui ne manque jamais son but : la calomnie.

A la veille d'intervenir dans la guerre de Trente ans, Richelieu qui désirait avant tout avoir le calme à l'intérieur et ne voulait pas permettre à la reine et aux princes de se faire les alliés des Espagnols que l'on allait combattre, Richelieu, disons-nous, avait dans la *Gazette* du 4 juin 1633, fait insérer un article, dans lequel Anne d'Autriche était indirectement avertie que Louis XIII n'hésiterait pas à la répudier, si elle continuait à fomenter des troubles en dedans et en dehors du royaume.

Ce fut cet article qu'exhumèrent les docteurs de la Faculté qui allèrent partout incriminant le gazetier « d'avoir été coupable envers le roy défunt, en l'accusant d'avoir voulu favoriser le luthérianisme ; envers l'héritier de la couronne à cette époque, en le soupçonnant de grands crimes, et, enfin, vis-à-vis de la reine qu'il accusoit d'avoir commis des méfaits capables d'entraîner sa répudiation. »

Il est fort probable que celle-ci dut prêter à ces calomnies une oreille d'autant plus favorable qu'elle se savait plus coupable.

Aussi laissa-t-elle faire si elle n'ordonna pas, et, avant que Renaudot eût pu se disculper, le 7 août 1643, son conseil rendait un arrêt par lequel il renvoyait « les doyen et docteurs en médecine de la Faculté de Paris, leurs procès et différentes circonstances dépendantes, par devant le prévost de Paris, pour estre réglés et faict droict, ainsi qu'il appartiendra par raison. »

A partir de ce moment, Renaudot ne dut plus se faire illusion sur le sort qui l'attendait ; mais, ne voulant pas rester sous le coup des calomnies que l'on avait accumulées contre lui, il adressa une *Requeste à la Royne,* dans laquelle il se défendit avec toute la conscience indignée d'un honnête homme. Il eut beau démontrer que l'article avait été composé par le défunt cardinal, et qu'en l'enregistrant, sa plume n'avait été que *greffière*, qu'il n'en estoit pas plus responsable que d'un curé qui le liroit à son prosne, huissier ou trompette qui le publieroit », rien ne put le sauver, et, le 9 décembre 1643, le prévôt de Paris rendait un arrêt par lequel il était défendu « au sieur Renaudot et à ses adhérents et adjoints, soy disans médecins, d'exercer cy après la médecine, ny faire aucunes conférences, consultations ny assemblées dedans le Bureau d'adresse ou aultres lieux de cette ville et faulxbourgs, ni de traicter ou panser aucuns malades soubz quelque prétexte que ce soit, à peine contre les contrevenants de cinq cents livres d'amende, au payement desquelles il sera contraint, et, en cas d'assemblée, permettons aux sieurs demandeurs de faire transporter le premier commissaire de la cour de céans en la maison où elle se fera, pour contraindre les contrevenants au payement de la susdite amende, le tout nonobstant opposition ou appellation quelconque, pour lesquelles ne sera différé, et sans préjudice d'icelles. »

Ce jugement était exécutoire immédiatement et la Faculté ne manqua pas de profiter de la disposition qui l'autorisait à en surveiller elle-mème l'exécution.

Le 19 décembre, et, de nouveau, le mardi 22 du même mois, le doyen prit avec lui neuf ou dix docteurs, et, accompagné du commissaire de la cour qu'il avait fait mander à cet effet, gagna la maison de la rue de la Calandre. Il chargea le commissaire de faire une relation des choses trouvées dans cette maison *quœstuosa et nundinatoria*, d'en dresser procès-verbal et de consigner dans celui-ci les réponses qui, certainement, ne furent autres que des protestations indignées contre cette violation de domicile, de Renaudot et de trois ou quatre autres *docteurs exotiques* qui s'y trouvèrent.

Renaudot ne pouvait ainsi succomber sans épuiser au moins tous les moyens que lui fournissait la loi pour faire casser cet arrêt. Il s'adressa de nouveau au Conseil, qui si longtemps lui avait été favorable; mais celui-ci, désireux désormais de plaire à la reine, resta muet, et le premier jour de mars 1644, le parlement confirmait la sentence du Châtelet. Le dernier acte de ce drame avait eu un immense retentissement; la Faculté de Montpellier était intervenue directement en faveur de Renaudot, son docteur, contre l'Université de Paris intervenant en faveur de la Faculté de médecine, et le peuple assemblé avait témoigné par son attitude combien il chérissait le malheureux philanthrope. Mais rien n'avait pu empêcher la ruine de l'infortuné gazetier, qui, le cœur ulcéré, pensait avec tristesse à l'avenir de ses fils en entendant Guy Patin s'écrier dans la joie du triomphe : « Le pauvre diable est bien humilié, il voudroit seulement bien que nous eussions pardonné à ses fils en leur donnant le bonnet après lequel ils attendent depuis quatre ans et attendront encore. »

De plus, l'Ecole songea immédiatement à s'enrichir des dépouilles de son ennemi vaincu. L'arrêt du 1er mars 1644, interdisait à Renaudot de faire chez lui des consultations charitables : la Faculté pensa qu'elle bénéficierait peut-être des malades auxquels le Parlement avait sur sa demande fermé la porte du Bureau d'Adresse. En même temps l'arrêt portait ou mieux ordonnait « que dans la huitaine la Faculté de médecine s'assemblerait pour faire un projet de règlement pour faire les consultations charitables des pauvres et iceluy apporter à la cour pour iceluy veu, ordonner ce que de raison. »

Aussi le 4 juin 1644, date mémorable, commençait-elle ses consultations gratuites qui nous sont arrivées telles qu'elles furent alors établies ou mieux, pour rendre à chacun ce qui lui appartient, telles que Renaudot les avait fondées plus de dix ans auparavant.

Tout s'écroulait; ce long échafaudage de bonnes œuvres et d'œuvres utiles s'en allait en poussière : non seulement les

adhérents de Renaudot, mais encore lui-même médecin du
défunt roi, n'avaient plus le droit d'exercer la médecine à
Paris. Renaudot ne devait plus s'occuper de ces Monts-de-
Piété, de ce Bureau d'Adresse, de ces Consultations charitables qu'il avait fondés.

Seule la *Gazette* survivait : elle répondait trop à un besoin et
le Parlement alors si populaire eût pu voir, s'il l'eût suppri-
mée, se retourner contre lui le peuple de Paris qui allait à
coups de pamphlets faire la Fronde et chaque samedi cou-
rait au devant des porteurs du Journal.

Mais la *Gazette* devait être encore, pour Renaudot, une nouvelle source de tribulations. Pendant la Fronde, le 6 janvier 1649,
Renaudot dut accompagner la cour à St-Germain et sur
l'injonction de Mazarin y établir une imprimerie pour
publier les faits et gestes d'Anne d'Autriche et du premier ministre. Jamais il ne put obtenir d'être payé des frais de
son déplacement et des dépenses qu'il avait faites pour établir
son imprimerie.

De plus, lorsqu'en avril 1649, après la convention de Ruel,
Renaudot rentra à Paris avec la Cour, il se trouva en présence
de nombreux contrefacteurs et dut entamer avec eux un long
procès que la mauvaise volonté du chancelier Séguier empêcha
d'aboutir à sa satisfaction.

On peut s'étonner de voir un esprit aussi ouvert que Renaudot lutter en somme contre la liberté de la Presse. Mais fondateur de la *Gazette* il la croyait tellement sienne qu'une
imitation ne pouvait lui sembler qu'une contrefaçon. Du reste,
pas un journal sérieux ne se fonda à cette époque, tous les
essais entrepris le furent par des imprimeurs qui se conten-
tèrent de démarquer ses articles pour en tirer profit. A partir
de 1650, jusqu'à sa mort il va lutter en désespéré.

Outre sa *Gazette* qui paraissait le samedi, Renaudot publiait
sous le titre d'*Extraordinaires* qu'il réunissait à la fin de
chaque année dans le recueil de ses *Gazettes*, le récit des événements méritant une mention particulière ou un peu étendue.

C'était surtout ces *Extraordinaires* que les imprimeurs contre-faisaient. Dès la fin de 1649, ces contrefaçons prirent une extension considérable, mais à partir de 1650 elles ne connurent plus de bornes. Du reste les colporteurs du Bureau d'adresse où Renaudot imprimait lui-même sa *Gazette* étaient eux-mêmes d'accord avec ces faussaires.

« Ils falsifient mes écrits, dit Renaudot, avec les mêmes nombres de pages, du chiffre et des signatures afin de persuader par cette indigne fausseté que leur œuvre est le mien. Il y a plus, quand je donne un *Extraordinaire* au public, je leur baille à un sol le cahier qu'ils vendent un tiers davantage, et ainsi le Bureau en refuse d'abord au bourgeois afin qu'il soit obligé de passer par leurs mains, mais l'ingratitude de ces colporteurs est telle qu'ils ont la ruse de n'en acheter le premier jour que ce qu'il leur en faut pour le contrefaire mal : ce que font cinq ou six imprimeurs d'entr'eux en peu d'heures et ces colporteurs attendent lors à les achepter à non prix et à les vendre de mesme, laissant toute la perte au Bureau et se réservant tout le gain. »

Le public y trouvait son compte : seul, Renaudot était frustré, ce que les contrefacteurs « disoient fort haut afin qu'on continuast de les laisser imprimer des libelles. » Aussi se plaignait-il amèrement : « Il y a de quoy s'estonner que ces gens de bien ne se soyent avisez que vingt ans après l'establissement de mes *Gazettes* de leur faire faire leurs libéralités de mon bien. Est-ce que le port des lettres venües mesme de païs ennemi couste moins cher qu'il y a vingt ans : tout a augmenté de prix : le papier a diminué c'est vray, mais qu'est-ce que cela, et ai-je augmenté le prix de mes *Gazettes* ? »

Son caractère doux et bon s'aigrit à toutes ces lettres, à ces tromperies de tous les instants. Engagé sur cette pente fatale, tout devait se tourner contre l'infortuné gazetier, vieux et infirme, mais toujours sur la brèche et prompt à la riposte comme aux plus beaux jours.

A la suite de l'union des Deux-Frondes, Mazarin avait été

envoyé en exil (6 février 1651) et le chancelier Séguier, ami
du Parlement et de la Faculté avait été appelé à le présidence du
Conseil (3 avril 1651).

Depuis vingt ans, Renaudot jouissait d'une pension de
800 livres, au titre de Commissaire géneral des pauvres. On lui
supprima cette pension, à lui qui avait tant donné de sa bourse
pour soulager les malheureux. En même temps Séguier lui
refusa toute communication des diverses nouvelles officielles
venues des provinces et qui servaient en grande partie sous
Richelieu à la rédaction de sa *Gazette*. Enfin on fit la
sourde oreille lorsqu'il réclama le remboursement des frais
qu'il avait faits lors de son voyage à St-Germain, à la suite de
la Cour.

Pour ne pas rester débiteur des personnages de marque qui
lui communiquaient des nouvelles, Renaudot leur servait gratuitement sa *Gazette* ; à ces attaques de toutes parts, à cette
suppression de communications il répondit à son tour en sup-
primant tout service gratuit .Alors tout le monde se plaignit,
mais il ne se laissa pas effrayer et « malgré son grand aage et sa
paralysie » il se multiplia pour faire honneur à ses engagements
et continuer sa publication.

La misère est venue, à tous ces déboires s'ajoutent les cha-
grins domestiques ; marié sur le tard à une femme beaucoup
plus jeune que lui, il obtient une séparation que ses ennemis
ne manquent pas de rendre scandaleuse.

Cependant plus que jamais vibre chez lui la fibre du patrio-
tisme. Condé venait de passer à l'ennemi. Le 16 septembre
1652, d'Estrades était assailli par une armée anglaise laquelle,
alliée des Espagnols, était entrée en campagne sans déclaration
de guerre suivant la bonne foi britannique. Il fut forcé de
capituler et de livrer Dunkerque. Renaudot enregistre avec
douleur la perte de cette ville importante, forcé qu'il est de
tenir les lecteurs de son journal au courant des événements,
et il s'écrit tristement.

« Que les ennemis ont grand sujet de se rire de nos discus-

sions perpétuelles qui leur donnent le moyen qu'ils n'au-
royent pas autrement de réparer en quelque façon les affronts
qu'ils ont reçus dans les campagnes précédentes... »

Et il continuera, en bon patriote, à déplorer la guerre civile.
Le duc d'Angoulême qui avait embrassé la cause de Condé,
avait soulevé le Midi. Vaincu par le duc de Mercœur, il fut
obligé d'évacuer Toulon. Renaudot, tout en publiant avec
une satisfaction évidente « les articles accordez à la ville de
Toulon par le duc de Mercœur, » ne peut s'empêcher d'ajouter : « Faut-il que ma plume qui n'avoit accoustumé de
vous entretenir que des célèbres victoires de notre Monarque
sur ses ennemis estrangers, ne vous apprenne plus maintenant
que celles qu'il remporte sur ses sujets ? Certes, si le devoir
des historiens pouvoit souffrir que je retranchasse de mes
récits ces tristes avantages qui changent nos palmes en cyprès
et nos chants d'allaigresse en des cris de douleur et de plainte,
je me condamnerois au silence toutes les fois que je n'aurois
point d'autre malheur d'écrire. Mais la fidélité de ma charge
ne m'en peut dispenser et veut que je tienne un compte exact
aux siècles à venir de ce qui se passe dans le nôtre. »

Mais enfin, Paris étant pacifié, le Roi, appelé par le Parlement lui-même rentrait dans la capitale (21 octobre) et Renaudot de se réjouir : « Courage bons et fidèles sujets du Roy !
Courage vrais François et vous particulièrement chers habi-
tants de Paris, reprenez vostre première gayeté ! vos infortunes
arrivent à leurs termes ! et vos anciennes prospérités vont
reprendre un cours qu'aucun obstacle ne pourra plus
arrester. »

Du reste, rendu aveugle par son amour pour la patrie à une
époque où les princes passaient à l'ennemi, il ne peut songer
un seul instant que les Espagnols aient eu quelque succès.

« Ils n'ont, en quatre ans, dit-il, fait autre chose que de
prendre une partie de ce que nous leur avions gagné, mais
avec une telle perte de temps, d'hommes et d'argent que l'on
peut dire qu'ils ont bien rachepté ce qu'ils avoient perdu. »

Il prévoit qu'ils vont être à jamais repoussés et que la France, qu'il aime tant, va de nouveau devenir victorieuse ; mais il meurt trop tôt pour apprendre les succès de Turenne.

Il n'a du reste de la haine que pour les ennemis de son pays ; il a pardonné à tous. Talon, le procureur qui s'était montré si partial dans son procès vient de mourir. Renaudot rapporte (13 février 1653) les hommages que l'Université lui a rendus ; il l'appelle grand homme, protecteur des lettres ; il fait son éloge funèbre, ne se souvenant plus qu'il lui a dû, en grande partie, la condamnation qui a ruiné toutes ses espérances.

Bien que paralysé de tout un côté, il reste sur la brèche. Jusqu'à la fin il s'intéresse aux malheureux pour lesquels il a tant fait, sans récolter autre chose que la haine et la calomnie :

« Le 18 avril, la Royne alla visiter l'Hôtel-Dieu, et demandant ce qu'elle pouvoit faire pour les malades, on luy dit qu'elle devroit faire establir un hospital de convalescents, ce dont elle voulust qu'on luy reparlast. »

Jusqu'à ses derniers jours, il rédige lui même sa *Gazette* et toujours soucieux de la vérité, il écrit encore le 23 octobre :

« Comme je suis fort exact dans toutes les relations que je donne au public, quelques circonstances ayant manqué au récit que vous avez vu du combat de.... »

Deux jours plus tard, le 25 octobre 1653, il succombait brusquement frappé par une nouvelle attaque d'apoplexie et était enterré à St-Germain l'Auxerrois devant l'autel.

Le 1er novembre la *Gazette* annonçait en ces termes la mort de son fondateur :

« Le 25 du moys dernier, mourut au 15e moys de sa maladie, en sa 70e année, Théophraste Renaudot, conseiller médecin du Roy, historiographe de S. M. ; d'autant plus recommandable à la postérité que, comme elle apprendra de luy les noms des grands hommes qu'il a employés en cette histoire journalière, on n'y doit pas taire le sien, d'ailleurs assez célèbre par son grand sçavoir et la capacité qu'il a fait paroistre durant cinquante ans en l'exercice de la médecine et par les autres belles productions de son esprit, si innocentes que, les ayant toutes destinées à l'utilité publique, il s'est toujours contenté d'en recueillir la gloire. »

Et Guy Patin apprenant la mort de celui qu'il avait tant calomnié, proférait une dernière injure, ne se doutant guère que la postérité la considèrerait comme un éloge.

« Le vieux Théophraste Renaudot, mourut icy le mois passé, *gueux comme un peintre.* »

Tel fut le premier journaliste : un génie bienfaisant. Alors qu'on élève tant de statues aux conquérants, à ceux qui ont eu

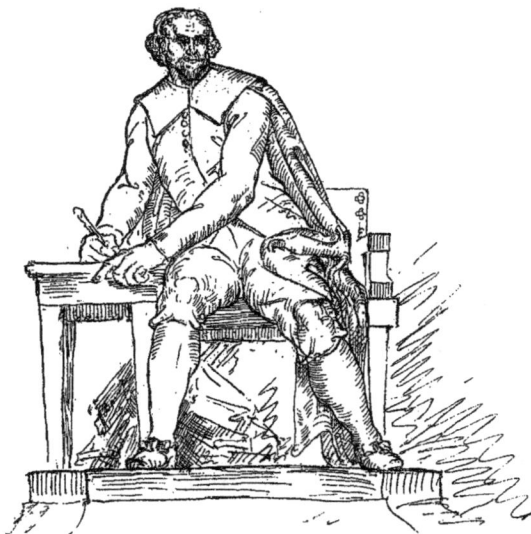

Maquette de la statue due au ciseau du sculpteur Alfred Boucher, médaille d'honneur du Salon de 1891, chargé par le Comité de l'exécution du monument.

pour unique but sur terre de fomenter les discordes et de faire s'entrechoquer les nations, il était rationnel qu'on oubliât pendant si longtemps le malheureux philanthrope qui, à force de donner aux pauvres, mourut gueux comme un peintre. Et pourtant son œuvre a survécu, elle prospère en pleine lumière ; le Journalisme, les Consultations gratuites, toute l'Assistance publique à domicile, les Monts-de-Piété, les Hôtels des ventes publiques, toute la Publicité commerciale, ont été fondés par cet homme de bien.

Mais il semble que le jour de la justice ait enfin lui pour le Gazetier. La ville de Paris, où il a passé presque toute sa vie, *où il a fait toutes ses créations, où il est mort, où il est enterré,* toujours soucieuse de ses grands hommes, lui a consacré une plaque commémorative sur l'emplacement où s'élevait son Bureau d'Adresse. Tout récemment le Conseil municipal a donné la plus large adhésion à la réhabilitation de sa mémoire, et bientôt sur la place du Marché aux Fleurs, près de la rue de la Calandre, aujourd'hui disparue, s'élèvera, nous l'espèrons, le monument de la Presse et aussi celui de la Charité. (1)

---

(1) Il est pénible de constater qu'à l'inverse de Paris, Loudun, où naquit Renaudot, n'a encore rien fait pour le plus illustre de ses enfants. Aucune rue ne porte son nom ; rien ne désigne la maison qu'il habita et qui se voit encore à l'angle formé par la rue Centrale et la rue du Jeu-de-Paume. En 1884, époque où nous avons publié notre livre sur Renaudot, nous avons écrit à M. Duméreau, maire de Loudun, pour lui faire part de l'intention où nous étions de secouer l'indifférence de ses compatriotes par une conférence, première amorce de la réhabilitation que nous souhaitions obtenir ; M. Duméreau ne daigna même pas nous répondre. En 1891, une nouvelle lettre obtint le même résultat.

Typographie Edmond Monnoyer.

www.ingramcontent.com/pod-product-compliance
Lightning Source LLC
Chambersburg PA
CBHW050545210326
41520CB00012B/2716